DE

LA RÉGÉNÉRATION DES OS

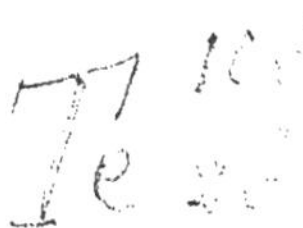

DU MÊME AUTEUR

CHEZ LES MÊMES LIBRAIRES :

Recherches nouvelles sur l'apoplexie cérébrale, ses causes, ses prodromes, nouveau moyen préservatif et curatif. Paris, 1860, in-8 de 56 pages . . . . 1 fr. 25 c.

CORBEIL. — Typ. et stér. de CRÉTÉ.

DE LA
RÉGÉNÉRATION DES OS

PAR LE DOCTEUR

F. V. LAMARE-PICQUOT

CHEVALIER DE LA LÉGION D'HONNEUR

MÉDECIN EN CHEF DE L'HOPITAL DE HONFLEUR.

Mémoire présenté à l'Institut (Académie des Sciences)

DANS LA SÉANCE DU 19 AOUT 1861.

COMMISSAIRES : MM. FLOURENS, MILNE EDWARDS

J. CLOQUET ET JOBERT (DE LAMBALLE).

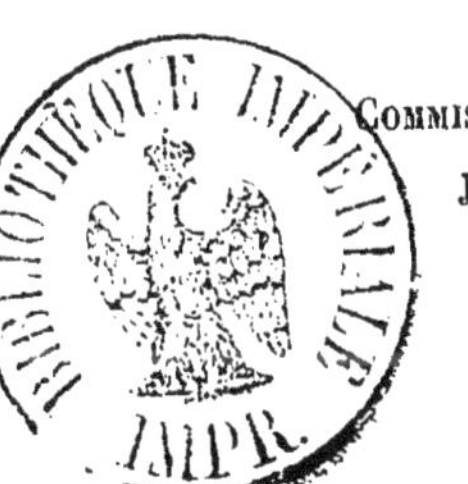

PARIS

J. B. BAILLIÈRE ET FILS,

LIBRAIRES DE L'ACADÉMIE IMPÉRIALE DE MÉDECINE,

rue Hautefeuille, 19.

LONDRES	NEW-YORK
HIPP. BAILLIÈRE, REGENT-STREET, 219.	BAILLIÈRE BROTHERS, BROADWAY, 440.

MADRID, C. BAILLY-BAILLIÈRE, PLAZA DEL PRINCIPE ALFONSO, 16.

1862

1861

DE LA
RÉGÉNÉRATION DES OS

A MM. LES MEMBRES DE L'ACADÉMIE DES SCIENCES.

Messieurs,

Dans une foule de blessures très-graves, fracassant et écrasant les os des extrémités, soit que ces accidents arrivassent dans nos établissements industriels, soit partout ailleurs, on remédiait à ces grands désordres avec une dextérité très-habile et très-expéditive : on amputait immédiatement le membre. Le résultat le plus favorable de cette pratique courante dans la médecine civile était une mutilation, qui rendait impropre à beaucoup de travaux et conduisait la plupart des malheureux mutilés à peupler le pays de mendiants, auxquels la charité chrétienne ne pouvait refuser un secours.

La guerre d'Italie, conduite par l'Empereur en personne, fut glorieuse autant que sanglante; elle eut une physionomie propre qui ne manquera pas d'être traduite par nos confrères de l'armée : ils nous diront tout ce qu'il y a eu de spécial et de caractéristique aux blessures et à leur traitement. Nous savons déjà qu'un grand nombre d'amputations primitives furent faites sur le champ de bataille, car la pratique de la chirurgie conservatrice n'a pas encore été invoquée sur ces grands théâtres de la destruction d'hommes : mais nos braves soldats mutilés en sont revenus fiers de prendre des places de pensionnaires dans l'hôtel des Invalides et glorieux encore des pertes qu'ils avaient faites pour la France et pour l'honneur du drapeau.

La découverte de M. Flourens va rendre ces mutilations de plus en plus rares. Elle est si pleine d'applications utiles et profitables à l'humanité que, à peine signalée par quelques expériences sur les animaux, les faits sont venus se grouper devant vous, Messieurs, pour démontrer la justesse des vues de votre illustre secrétaire perpétuel.

La régénération des os n'est pas nouvelle : on savait, depuis bien longtemps, qu'un os pouvait se produire en remplacement d'un os nécrosé et que l'extirpation de ce dernier est une pratique préférable à l'amputation. Mais ce que l'on ne savait pas, jusqu'à ce que la doctrine de M. Flourens l'eût démontré, c'est que le périoste *seul*, selon son expression, reproduit les os.

Cette grande cause, cette sorte de révolution dans la science (s'il m'est permis de me servir de ce mot dans son propre sanctuaire) est déjà gagnée par la clameur de la sympathie universelle, sanction des grandes choses qui arrivent au jour de leur maturité. Aussi l'Empereur lui-même, qui court au-devant de tout ce qui est grand, de tout ce qui peut illustrer la civilisation, appréciant tout ce que peut amener de bienfaits un si remarquable progrès de la chirurgie, s'est ému à la découverte de M. Flourens et s'est empressé de vous envoyer son tribut, pour encourager les recherches que votre décision a provoquées.

A cette occasion, j'ai l'honneur d'apporter à l'Académie ma part d'observation, heureux de pouvoir encore entrer dans la lice, malgré les années qui planent au-dessus de ma tête.

Le 9 janvier 1861, on apportait à l'hôpital de Honfleur, d'une section de chemin de fer, distante de la ville de 12 kilomètres, le jeune Rousse, enfant de 14 ans, ayant le bras droit fracturé et la jambe, du même côté, écrasée par la roue d'un wagon : voici comment était arrivé l'événement.

Le 26 décembre 1860, ce jeune enfant, chargé de conduire un wagon vide, fit une chute, et la roue, passant en travers de la jambe, écrasa le péroné et le tibia, déchira et broya le mollet et des tissus de la cuisse, au-dessus du jarret : aucun gros vaisseau ne fut ouvert. Les parents de l'enfant ne voulurent pas qu'il fût transporté immédiatement à l'hôpital. Le médecin de la localité se borna à appliquer quelques bandelettes sur le membre écrasé, maintenant le tout avec deux planchettes.

Cependant, dès les premiers jours, se manifesta une fièvre intense ; la suppuration devint bientôt très-abondante sur les surfaces délabrées, dont plusieurs lambeaux devenaient sphacélés. — Les parents s'inquiétèrent, et le médecin appela, le 7 janvier, un de ses confrères de la section voisine.

Le médecin, appelé en consultation, sachant les moyens de chirurgie conservatrice employés dans l'hôpital de Honfleur, pour le traitement des accidents de cette nature, insista pour que le jeune Rousse fût transporté dans cet établissement. — Voici l'état du blessé, au moment de son entrée, le 9 janvier.

Un fragment entier du tibia, long de 8 centimètres, appartenant à la région moyenne de cet os, avait déchiré, par son extrémité inférieure, les muscles antérieurs de la jambe et la peau : cette extrémité, chassée de sa position normale par la puissance vulnérante et poussée vers la partie interne de la jambe, était en saillie de 15 millimètres, en dehors de la déchirure de la peau ; l'extrémité supérieure de ce fragment avait contracté quelques adhérences ou tenait encore par quelques points à la portion supérieure du tibia, conservée à sa place normale ; elle formait avec cette partie un angle ouvert de 130°. — En même temps que la roue du wagon avait brisé le tibia à la région moyenne, elle avait imprimé au fragment, qui constitue la pièce anatomique, un mouvement de torsion de telle nature que la face externe était devenue *antérieure* et *transversale*, la face interne était *postérieure*, et la face postérieure était tournée *en bas* et un peu *en dehors* : quant aux bords, l'antérieur ou crête du tibia était placé *en haut*, l'externe était *en bas* et l'interne était *en arrière* et *en dessous*. — Une plaie suppurante considérable, divisée par quelques lambeaux musculaires sphacélés, s'étendait depuis le dessous du mollet, comprenant la plus grande partie de la face externe de la jambe jusqu'au jarret qui, avec ses téguments sains, formait la ligne de partage d'une autre plaie par écrasement, située immédiatement au-dessus et remontant, jusqu'à 8 centimètres, en arrière de la cuisse.

Que pouvait faire le médecin devant un si grand ravage, le quatorzième jour de l'accident, chez un enfant plein d'anxiété et d'inquiétude, déjà rongé par la fièvre?

— L'amputation de la cuisse, à sa région moyenne, lui parut le plus mauvais et le plus hasardeux parti à prendre de ce qui pouvait être tenté.

— Enlever le fragment du tibia, c'était encore une entreprise pleine de mauvaises chances; car, porter le bistouri au milieu de tous ces tissus énormément tuméfiés et en pleine suppuration, quand déjà quelques parties de ces lésions étaient en travail de réparation, ce que démontraient les adhérences constatées par les tentatives exercées pour en déterminer l'importance, ne lui sembla pas un acte sage.

Aux prises avec ces incertitudes, je me décidai, après une mûre réflexion, à ne rien faire qui pût entraîner une mort rapide.

Je me hâte de dire que, à cette date, je n'avais pas la moindre notion des belles et savantes expériences de M. Flourens sur la régénération des os.

La construction d'un chemin de fer avait amené à l'hôpital de Honfleur, depuis plus de trois années, de malheureux ouvriers, avec des membres affreusement fracassés. Dans ces graves occasions, au lieu de l'amputation, j'avais employé, avec un succès complet, les irrigations d'eau froide (1), moyen sanctionné par plus de vingt-cinq ans d'expérience, et j'avais sauvé la vie et les membres à tous ces blessés (2). Pour conserver celle de Rousse, dont l'esprit se rassura remarquablement, aussitôt qu'il fut certain qu'il n'aurait pas la cuisse coupée, je résolus de recourir au moyen qui m'avait été si profitable.

Après avoir procédé à la coaptation d'une forte esquille, appartenant à la portion inférieure du péroné, aussi écrasé, mais sans complication de plaie au lieu correspondant à la fracture, cet os fut maintenu bout à bout par quelques bandelettes étroites, un coussin

---

(1) Depuis Percy qui, grâce aux irrigations continues, sauvait la vie de beaucoup de blessés, en évitant souvent l'amputation, l'usage de ce moyen était tombé dans une sorte de discrédit : Boyer n'en fait pas mention.

Mais, pendant les scènes malheureuses de nos discordes civiles, et depuis, les célébrités chirurgicales modernes en ont retiré de grands bienfaits chez la plupart des blessés entrés dans les hôpitaux de Paris. Citons particulièrement Sanson, Blandin, Berard, MM. Jobert, J. Cloquet, Nélaton, etc., etc., qui se sont servis des irrigations avec le plus grand succès. *Des plaies d'armes à feu, communications faites à l'Académie de médecine*, par MM. Baudens, Roux, Malgaigne, etc. Paris, 1849, p. 24, 84, 212.

(2) Voir la note ci-après.

peu épais et une large attelle; au côté interne de la jambe, je plaçai de petits coussins, en haut et en bas, pour préserver de toute compression douloureuse les parties en saillie : le tout fut maintenu par le porte-attelle, une seconde large attelle et des liens.

Le membre fracassé ainsi disposé fut placé sur un large coussin, recouvert d'une grande pièce de toile cirée, afin de mettre le corps à l'abri du contact de l'eau. — A 10 centimètres au-dessus de la jambe, fut assujettie une grande cruche percée, remplie d'eau (à la température de 23° centigr. à cause de la saison), déversée continuellement sur les lésions recouvertes d'un linge : cette irrigation nécessitait la quantité de 8 à 900 litres d'eau pour 24 heures.

Dès le troisième jour de l'irrigation, abaissée successivement à la température de 23° centigr., la fièvre avait beaucoup diminué, la suppuration était moins abondante, le blessé dormait mieux. — Au lieu de bouillon, je donnai des potages au riz.

Le 13 janvier, voulant m'opposer à ce qu'un travail de réparation se continuât au point du fragment du tibia, qui pouvait avoir des connexions avec la portion du même os restée en place, je découvris, par une longue incision transversale, la face externe du fragment, devenue la *face antérieure*, par l'effet de la torsion. Les tissus se rétractèrent, et, dès le lendemain, ce fragment était presque entièrement à découvert et n'avait d'adhérences avec la jambe que par son extrémité supérieure et ses faces *interne* et *postérieure*.

— La fièvre diminuait de plus en plus : le jeune Rousse ressentait de l'appétit, et je m'empressai, à dater de ce moment, de le satisfaire avec des côtelettes, des œufs, des légumes tendres et du vin. — Le 20 janvier, mon jeune garçon mangeait deux portions ; à la fin du mois, il en demandait davantage et buvait 150 grammes de vin. Les forces du blessé se rétablissaient à vue d'œil.

Le 15 février, je fis cesser l'irrigation, qui avait été continuée, jour et nuit, pendant trente-sept jours, à la température de 20 à 23° centigr. et que deux bronchites légères ou rhumes n'avaient pas fait interrompre. La réaction de la circulation capillaire dans le membre blessé s'opéra sans le moindre trouble. L'état moral de Rousse était excellent, l'embonpoint revenait ; mais, le 27 février, un accident grave vint tout à coup m'alarmer. — Rousse perdit l'appétit ; la langue devint pâle et sale ; la peau des environs des plaies prit une couleur terreuse ; la surface des plaies fournissait moins de pus et plus diffluent ; la fièvre, dont il n'y avait plus de trace depuis près d'un mois, s'alluma de nouveau. — Je remplaçai l'alimentation substantielle par le bouillon de bœuf, tout en continuant l'usage du vin : le malade prit de la décoction de quinquina et toutes les surfaces suppurantes furent soumises à une sorte de badigeonnage, matin et soir, avec la solution de nitrate d'argent au 1/6. — Six jours après, les phénomènes morbides, qui m'avaient fait appréhender une résorption purulente, disparurent : l'appétit renaissait, et je m'empressai de le satisfaire avec modération. — Depuis cette époque, les plaies ont toujours été pansées avec le sous-nitrate de bismuth.

Cependant le fragment du tibia devenant de plus en plus mobile, je le détachai, sans nouvelle incision, le 6 mars. Pendant les huit jours qui suivirent, la suppuration devint très-abondante ; puis des bourgeons charnus, de bonne nature, se formèrent au fond du grand vide que le fragment du tibia, enchâssé, en quelque sorte, dans les parties molles tuméfiées, avait laissé après lui. La turgescence des parties s'affaissa et la cicatrisation reprit ses lentes allures.

Le 26 mars, je m'aperçus que l'intervalle, qui existait entre les deux portions de tibia, prenait une certaine consistance sur plusieurs points ; mais je ne me rendais pas compte de la nature du travail qui se préparait ainsi, en dessous de la surface suppurante. J'étais loin de penser à la régénération d'un os, pour remplacer celui que j'avais extrait en entier (os et moelle), le 6 mars. Je me proposais même de faire établir une jambe mécanique pour le jeune Rousse, présumant que, avec le péroné seul, il serait exposé à de sérieux accidents.

J'ai dit plus haut que j'avais maintenu bout à bout les fragments du péroné. Dans cet état, la jambe droite avait la même longueur que l'autre ; mais la rectitude du membre lésé ne s'était pas conservée. Le col provisoire du péroné n'avait pas encore de con-

sistance solide et la jambe tendait à se couder vers son milieu et formait une saillie défectueuse en dedans. Ce fait avait conduit à un autre accident : le pied se contournait en dehors et menaçait de former un pied-bot. M. le docteur Debout, le savant rédacteur du *Bulletin de thérapeutique*, étant venu à Honfleur pour quelques heures, vit le jeune blessé dans cette condition, le 3 avril. Dans cette visite, M. le docteur Debout, en examinant la superficie de la plaie couvrant la région que le fragment du tibia avait occupée (1), remarqua, sans exprimer de réflexion, que, dans cet intervalle, il existait quelque chose de résistant. C'est ce qui le porta sans doute à penser qu'il pouvait être resté dans la jambe une portion de tibia nécrosé, car il m'écrivait, le 4 avril, en m'envoyant des gouttières : — .... « Grâce à l'emploi de la gout-
« tière, vous n'aurez pas besoin d'un nouvel appareil,
« et je suis convaincu que votre jeune blessé verra
« *reproduire la partie nécrosée de son tibia ;* mais
« pour qu'il retrouve l'usage complet de son membre, il
« vous faut veiller à conserver une bonne direction
« au pied. Si vous ne le maintenez pas fermement
« tourné en dehors, vous verrez se former un pied-
« bot ; c'est le seul danger que je prévois. Si vous pou-

(1) J'avais parlé à M. le docteur Debout de l'ablation du fragment de tibia ; mais je n'avais pu lui montrer la pièce anatomique. Au moment où j'en fis l'extraction, le père de Rousse se saisit de l'os auquel je n'attachais pas d'importance, et ce n'est pas sans peine que j'ai pu le recouvrer.

« vez parvenir à maintenir l'attitude normale, il n'y
« paraîtra plus d'ici huit mois. »

Après quelques jours de l'emploi d'une large gouttière, le jeune Rousse me priait instamment de reve-
nir aux larges attelles et aux coussins, parce qu'il
ressentait au coude du milieu de la jambe, en contact
avec la gouttière, une douleur intolérable. A cette
occasion, l'enfant me découvrit un subterfuge qu'il
avait mis en pratique depuis longtemps : ainsi qu'il
en arrive souvent dans les fractures de jambe, la plus
vive, la plus persévérante douleur se manifeste au
talon. Or, pour se soustraire à cet inconvénient, le
jeune Rousse glissait un peu le talon en dehors, et,
la compression cessant sur ce point, son martyre
finissait. — Le résultat de cette manœuvre, pratiquée
à mon insu, avait amené le col provisoire du péroné,
encore mou, à céder, et c'est ce qui avait coopéré à la
formation du coude du milieu de la jambe, point qui
ne présentait aucune résistance : de là encore était
venue la cause de la direction vicieuse du pied.

Aussitôt que j'eus rétabli la jambe dans de larges
attelles, avec des coussins résistants pour redresser le
pied et empêcher la fuite du talon, je vis, chaque
jour, se rectifier la mauvaise direction du pied et de
la jambe : le col provisoire du péroné, n'étant pas
encore très-solide, cédait à l'ensemble des moyens
employés. Dès le 20 avril, la jambe était dans une
direction meilleure, et le pied-bot ne menaçait plus de
se former.

Tel était l'état des choses quand avec la lecture de l'*Ontologie naturelle* m'arriva la connaissance des travaux de M. Flourens sur la régénération des os. C'est alors que je me félicitai d'avoir tant temporisé, avant de détacher le fragment du tibia des adhérences qui le retinrent si longtemps dans la position que j'ai indiquée. En m'abstenant de toute opération, j'avais donné, sans m'en douter, aux portions du périoste attenantes à ce fragment, la possibilité d'opérer, par elles-mêmes, un travail de conservation qui les mettrait dans la voie de réparer la perte que l'os venait de faire.

Vers le 30 avril, en même temps que la *nouvelle portion du tibia* se manifestait de plus en plus et prenait plus de consistance, *ce nouvel os*, aidé par une action de levier dont la puissance s'exerçait sur le pied et le bas de la jambe, fut très-utile pour rectifier la forme coudée du milieu de la jambe, le col provisoire du péroné ne présentant encore que peu de résistance. Le 15 mai, j'eus la satisfaction de voir la rectitude de la jambe à peu près rétablie à l'état normal.

Dans les premiers jours de juin, les plaies de la cuisse et du dessous du mollet étaient rebelles à se cicatriser, encore bien que l'état général de Rousse ne laissât rien à désirer : aussi demandait-il instamment des béquilles. Plusieurs circonstances m'imposaient le devoir de ne rien précipiter : les condyles du tibia sont dans l'état normal, mais au lieu où commence le rétrécissement propre à cet os, le diamètre transversal est de 7 centimètres ; plus bas, à la jonction de cette portion du tibia avec le *nouvel os*, le diamètre de l'ancien os est de 9 centimètres (6 juin) ; sur cette protubérance accidentelle, il existe une ulcération, par laquelle il ne s'est pas encore détaché une seule esquille. Mais il est évident que là existe un état de maladie de l'os, peut-être même de nécrose, et qu'il faudra beaucoup de temps pour réduire ces proportions de l'ancien os à quelque chose qui se rapproche des dimensions du *nouvel os*. La pièce anatomique mesure, en haut, au lieu correspondant à la portion du tibia encore malade, *vingt-cinq millimètres* de diamètre, et, en bas, *vingt millimètres*.

Dans ses rapports avec la jointure du pied, la portion inférieure du tibia est à l'état normal. Son extrémité supérieure, correspondant au lieu fracturé et présentement unie intimement avec le *nouvel os*, mesure 5 centimètres de diamètre : c'est cette partie de l'ancien os qui a fourni les trois esquilles assez volumineuses, jointes à la pièce anatomique principale et qui indiquent la lésion de l'os par écrasement.

Quant au *nouvel os*, qui est venu remplir complétement l'espace de 8 centimètres, entre les deux portions du tibia et remplacer ainsi la pièce anatomique, extraite le 6 mars, ce n'est pas un chef-d'œuvre de l'art. — Au lieu d'une forme triangulaire, avec trois faces et trois bords, c'est une surface plate, large partout de 5 centimètres. — Par ses extrémités supérieure et inférieure, l'*os nouveau* est parfaitement uni avec les épiphyses formées provisoirement sur les engrenures des extrémités des deux portions du tibia restées en place. Aidant le temps, cette régénération deviendra solide, et le jeune Rousse aura une jambe propre à la marche.

Voilà une application sur l'homme des lumineuses idées de M. Flourens : c'est le périoste seul et même quelques lambeaux de périoste qui ont reproduit l'*os nouveau* chez le jeune Rousse. On peut déjà prévoir quel immense avenir est réservé à la régénération des os.

Rousse sera présenté à l'Académie aussitôt que les plaies seront cicatrisées : il pourra alors se tenir debout et marcher sans inconvénient.

Quelques mots sur la pièce anatomique.

La couleur actuelle n'est due qu'à l'action de l'air : au moment de l'ablation, les deux faces, qui se trouvaient en contact avec les chairs, avaient leur couleur naturelle.

La *face externe*, à sa région supérieure, offre à l'examen une érosion superficielle de 18 millimètres sur 12 millimètres de surface. Cette face, qui était devenue antérieure, par la cause de torsion indiquée, est restée exposée dans sa plus grande longueur à l'action de l'air, qui devait, avec l'aide du temps, faciliter l'ablation du séquestre.

La *face interne* qui, dans le mouvement de torsion, était devenue postérieure, n'offre à l'examen qu'une

érosion de 4 centimètres de longueur sur 2 centimètres de largeur. La région supérieure est lisse
partout, à l'exception d'un rudiment d'érosion qui la
divise en deux portions inégales.

La *face postérieure*, sur une surface longue de
5 centimètres et large de 15 à 18 millimètres, pré-
senteune érosion de même nature.

Les trois faces de ce fragment du tibia, à son extrémité inférieure, sont sans apparence d'érosion : elles ont
toujours fait une saillie en dehors des parties molles.

C'est une chose digne de remarque que de suivre
un instant la marche de la nature, dans la manifesta-
tion d'un de ses actes, dont les traces s'aperçoivent
sur la pièce anatomique. Reportons-nous un moment
à l'époque où le séquestre, devenu beaucoup plus
mobile, fut extrait sans résistance. — Toutes les
portions du périoste, qui jusque-là avaient été forte-
ment adhérentes au séquestre, étaient alors en voie
de se détacher. Or, on voit, à la région supérieure de
la *face interne* de la pièce anatomique, une petite
érosion, ne mesurant que 3 millimètres de diamètre, aussi accentuée dans ses reliefs que les autres
érosions. La plus minime lamelle de périoste avait
donc préparé le même travail de conservation que les
plus larges lambeaux, tant la nature tenait à ne rien
laisser en arrière de ce qui pouvait être utile à son
œuvre de réparation !

Toutes les érosions de la pièce anatomique sont
donc le résultat du travail lentement préparé par la

nature pour la conservation de toutes les portions de périoste adhérentes au fragment du tibia au moment où l'os fut brisé. Quand tous ces lambeaux se détachèrent du séquestre, ils durent se rapprocher, se rejoindre et établir des connexions avec les autres débris de périoste arrachés de l'os et restés dans les chairs. Ainsi s'est formé le commencement du moule qui est devenu le point de départ, puis le centre d'action de la régénération de la portion du tibia qui manquait. Il ressort donc bien évidemment que *l'os nouveau* n'a pas été aidé, dans sa reproduction, *par la membrane médullaire et par les fragments d'os restés dans la plaie*, puisque l'os entier avec sa moelle avait été enlevé, avant le commencement du travail de régénération.

Ces érosions expliquent encore la force d'adhésion que je rencontrais dans les mouvements exercés pour préparer et faciliter la séparation de la portion du tibia devenue séquestre. Dans ces circonstances, il y a donc une grande convenance à ne rien hâter, afin que la nature mette en œuvre son travail de conservation et de réparation. Sans doute ses faveurs sont considérables et pleines de bienveillance pour la jeunesse : Rousse en offre un exemple remarquable. L'expérience arrivera à démontrer jusqu'à quel âge on doit avoir foi dans ses bienfaits.

En finissant, qu'il me soit permis d'exprimer à l'Académie tous mes regrets d'avoir été minutieux dans les détails de quelques faits. Mais j'ai pensé que, à cause de la nouveauté du sujet qui est en scène, rien ne pouvait ni ne devait être omis : j'ai mieux aimé être prolixe que de laisser quelques points obscurs.

De ce qui précède, je crois pouvoir être fondé à déduire les corollaires suivants :

1° Le fait soumis à l'examen de l'Académie établit que la régénération de l'os a été produite par le périoste seul.

2° Selon la doctrine de M. Flourens, la seule vraie, il suffit d'enlever l'os, en conservant tout ou partie du périoste, pour que le périoste reproduise l'os.

3° Que si jusqu'à ce jour, l'amputation des membres a toujours été le moyen mis en œuvre, pour sauver la vie des individus atteints d'énormes délabrements des parties molles, avec écrasement des os, les travaux de M. le secrétaire perpétuel de l'Institut de France doivent dorénavant imposer aux médecins, dans l'intérêt de l'humanité, d'user de la plus grande circonspection et de faire de la chirurgie conservatrice.

4° Les méthodes de la chirurgie conservatrice peuvent être aussi utilement mises en pratique à la guerre que dans la médecine civile. — Après une bataille, avec toutes les précautions convenables préparées à l'avance, il sera toujours possible de transporter nos jeunes et si braves soldats dans un hôpital sédentaire, où la conservation du membre sera assurée. — Quelques cas exceptionnels, pour lesquels l'amputation est le seul moyen de salut, forceront à y recourir.

HONFLEUR, le 28 juin 1861.

NOTE.

HOPITAL DE HONFLEUR.

La commission administrative de l'hôpital de Honfleur :
Atteste qu'il résulte de l'examen des cahiers de visites, tenus par le médecin en chef de cet établissement et de la connaissance personnelle des membres de la commission que, depuis quatre ans, huit blessés, atteints d'accidents très-graves, par écrasement des chairs et des os des membres, sont entrés dans les salles : trois de ces blessés avaient eu une main écrasée par la chute d'une sonnette ; les cinq autres avaient tous une jambe fracassée, les deux os écrasés, ainsi que les chairs : tous cas exigeant ordinairement l'amputation du membre.

Tous ces blessés ont été traités au moyen d'irrigations d'eau froide ou tiède, selon les circonstances appréciées par le médecin, qui put ainsi conserver au moins deux doigts à ceux qui avaient eu la main écrasée. Quant aux cinq autres, quatre sont sortis en conservant leurs jambes, dont ils pouvaient se servir parfaitement. Rousse, le dernier entré et plus grièvement blessé qu'aucun des autres, est en voie de guérison parfaite, après avoir perdu une longue portion d'os de jambe, qui présentement est remplacé par un os nouveau.

Ont signé : Alfred LUARD, maire, président, et BRÉARD, FAROULT, H. SOREL, Fils, V. BERTHE.

HONFLEUR, le 19 juillet 1861.

CORBEIL, typ. et stér. de CRÉTÉ.

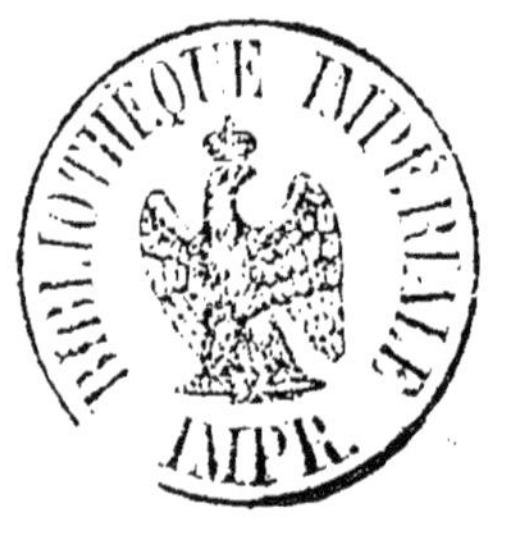

www.ingramcontent.com/pod-product-compliance
Ingram Content Group UK Ltd.
Pitfield, Milton Keynes, MK11 3LW, UK
UKHW020149080726
13614UKWH00005B/2477